Carnivore für Anfänger

Leitfaden durch die ersten 8 Wochen! Tipps und Tricks für den Beginn deiner Reise zum Fleischfresser

Jonas Wächter

Inhaltsverzeichnis

Einleitung – Was ist die Carnivore Ernährung? 1

Vorbereitung – Was du vor dem Start wissen musst 5

Woche 1 – Einstieg und erste Anpassungen 9

Woche 2 – Gewöhnung und erste Erfolge 13

Woche 3 – Herausforderungen und Durchhalten 17

Woche 4 – Stabilisierung und langfristige Planung 21

Woche 5 – Vertiefung der Routine 25

Woche 6 – Vertiefung und Anpassungen 27

Woche 7 – Langfristige Stabilität 29

Woche 8 – Abschluss und langfristige Integration 31

Rezeptideen und Mahlzeitenpläne für die ersten 8 Wochen 33

Kochtechniken und Tipps für die Fleischzubereitung 41

Nährstoffprofile und Makronährstoffe 45

Carnivore Ernährung für verschiedene Altersgruppen 49

Tipps und Tricks für den Erfolg 53

Vegetarier und Veganer zur Carnivore Ernährung 57

Umweltaspekte der Carnivore Ernährung 61

Psychologische Aspekte der Ernährungsumstellung	65
Häufige Missverständnisse und Mythen	69
Wissenschaftliche Grundlagen und Studien zur Carnivore Ernährung	73
FAQ	77
Abschluss – Wie geht es weiter?	83
Impressum	86

Einleitung – Was ist die Carnivore Ernährung?

Die Carnivore Ernährung, auch als Fleischdiät bekannt, hat in den letzten Jahren an Popularität gewonnen. Doch was genau bedeutet es, sich ausschließlich von tierischen Produkten zu ernähren, und welche Vorteile kann diese Ernährungsform bieten? In diesem Kapitel werden wir die Grundlagen der Carnivore Ernährung erklären und aufzeigen, warum immer mehr Menschen diese Ernährungsweise wählen.

Was ist die Carnivore Ernährung?

Die Carnivore Ernährung basiert auf dem Prinzip, ausschließlich Lebensmittel tierischen Ursprungs zu konsumieren. Das bedeutet, dass alle pflanzlichen Nahrungsmittel wie Obst, Gemüse, Getreide und Hülsenfrüchte vom Speiseplan gestrichen werden. Stattdessen konzentriert man sich auf Fleisch, Fisch, Eier und bestimmte Milchprodukte. Einige Befürworter dieser Diät nehmen auch Innereien und Knochenbrühe in ihre Ernährung auf, um eine umfassendere Nährstoffversorgung zu gewährleisten.

Warum die Carnivore Ernährung?

Die Gründe, warum Menschen sich für die Carnivore Ernährung entscheiden, sind vielfältig. Einige der häufigsten Motivationen sind:

- **Gewichtsabnahme:** Viele Menschen berichten von einer schnellen und effektiven Gewichtsabnahme durch die Reduktion von Kohlenhydraten und die Erhöhung der Proteinzufuhr.

- **Verbesserte Gesundheit:** Anhänger der Carnivore Ernährung berichten häufig von verbesserten Gesundheitsparametern wie reduzierten Entzündungen, besserer Verdauung und gesteigerter Energie.

- **Einfachheit:** Da die Ernährungsregeln sehr klar und einfach sind – isst nur Fleisch und tierische Produkte – empfinden viele diese Ernährungsform als leichter umsetzbar im Vergleich zu anderen komplexen Ernährungsplänen.

Die Wissenschaft hinter der Carnivore Ernährung

Es gibt eine wachsende Anzahl von Studien, die die potenziellen Vorteile einer fleischbasierten Ernährung untersuchen. Einige Untersuchungen deuten darauf hin, dass die Reduktion von Kohlenhydraten und der Fokus auf proteinreiche Nahrungsmittel zu einer verbesserten Insulinsensitivität und einer Reduktion von Körperfett führen kann. Dennoch bleibt die Carnivore Ernährung umstritten, und es ist wichtig, sich der möglichen Risiken und Nachteile bewusst zu sein.

Erste Schritte zur Umstellung

Bevor du mit der Carnivore Ernährung beginnst, ist es wichtig, dich gut vorzubereiten. Informiere dich über die verschiedenen Fleischsorten und tierischen Produkte, die du konsumieren kannst, und plane deine

Mahlzeiten im Voraus. Es kann hilfreich sein, einen Ernährungsplan zu erstellen und sicherzustellen, dass du eine vielfältige Auswahl an tierischen Produkten zu dir nimmst, um alle notwendigen Nährstoffe zu erhalten.

In den folgenden Kapiteln werden wir detailliert auf die ersten acht Wochen der Carnivore Ernährung eingehen und dir praktische Tipps und Ratschläge geben, um den Übergang so reibungslos wie möglich zu gestalten.

„Why is it that every wild animal that eats meat as part of its diet doesn't suffer from the chronic diseases that modern humans do? How can a food source that is ubiquitous throughout the animal kingdom and has been clearly eaten by humans for millions of years now suddenly be toxic to only humans while every other animal is just fine?"

— Dr. Shawn Baker

Vorbereitung – Was du vor dem Start wissen musst

Bevor du mit der Carnivore Ernährung beginnst, ist es wichtig, sich gut vorzubereiten. Eine solide Vorbereitung kann den Übergang erleichtern und dir helfen, mögliche Herausforderungen besser zu meistern. In diesem Kapitel werden wir die notwendigen Schritte und Überlegungen durchgehen, die dir den Start erleichtern werden.

1. Verständnis und Ziele setzen

Der erste Schritt besteht darin, ein klares Verständnis davon zu haben, was die Carnivore Ernährung beinhaltet und welche Ziele du damit erreichen möchtest. Möchtest du abnehmen, deine Gesundheit verbessern oder einfach nur eine neue Ernährungsweise ausprobieren? Das Setzen klarer Ziele wird dir helfen, motiviert zu bleiben und deinen Fortschritt zu messen.

2. Recherche und Bildung

Informiere dich gründlich über die Carnivore Ernährung. Lies Bücher, schaue Videos und besuche Foren oder Social Media Gruppen, um

Erfahrungen und Tipps von anderen zu sammeln. Je mehr du über diese Ernährungsweise weißt, desto besser kannst du dich darauf einstellen und mögliche Probleme vermeiden.

3. Bestandsaufnahme und Planung

Eine gute Planung ist das A und O. Gehe deine aktuelle Ernährung durch und mache eine Bestandsaufnahme. Welche Lebensmittel wirst du weiterhin essen, und welche musst du aus deinem Speiseplan streichen? Erstelle eine Einkaufsliste mit den Lebensmitteln, die du für die Carnivore Ernährung benötigst, und plane deine Mahlzeiten im Voraus.

4. Vorräte anlegen

Stelle sicher, dass du genügend Vorräte an Fleisch, Fisch, Eiern und anderen tierischen Produkten hast. Es ist hilfreich, verschiedene Fleischsorten und Zubereitungsmethoden auszuprobieren, um Abwechslung in deine Ernährung zu bringen und Langeweile zu vermeiden.

5. Unterstützung suchen

Es kann sehr hilfreich sein, Unterstützung von Familie, Freunden oder einer Online-Community zu bekommen. Teile deine Pläne mit Menschen, die dich unterstützen können, und suche dir eventuell einen Partner, der die Carnivore Ernährung gemeinsam mit dir ausprobiert. Eine starke Unterstützungsbasis kann dir durch schwierige Phasen helfen und deine Motivation steigern.

6. Körperliche und geistige Vorbereitung

Bereite dich darauf vor, dass die Umstellung auf eine neue Ernährungsweise eine Herausforderung sein kann. Manche Menschen erleben in den ersten Tagen oder Wochen Anpassungsprobleme wie

Müdigkeit, Kopfschmerzen oder Verdauungsprobleme. Diese Symptome sind oft vorübergehend und ein Zeichen dafür, dass sich dein Körper an die neue Ernährungsweise anpasst. Es ist wichtig, geduldig zu sein und sich selbst Zeit zu geben.

7. Dokumentation und Reflexion

Führe ein Tagebuch, in dem du deine täglichen Erfahrungen, Mahlzeiten und Fortschritte festhältst. Dies kann dir helfen, Muster zu erkennen, mögliche Probleme zu identifizieren und deinen Fortschritt zu verfolgen. Reflektiere regelmäßig über deine Erfahrungen und passe deine Strategie bei Bedarf an.

In den kommenden Wochen werden wir uns genauer ansehen, wie du die ersten acht Wochen der Carnivore Ernährung erfolgreich meistern kannst. Bleib motiviert und denke daran, dass jede Veränderung Zeit braucht.

„I get the meat explosive diarrhea. Dude, I had diarrhea you could write home about. Like you could write books about the diarrhea I had. Like it wasn't just diarrhea. It was like oil was coming out, like crude, like black gold, Texas Cream."

— Joe Rogan

Woche 1 – Einstieg und erste Anpassungen

Die erste Woche der Carnivore Ernährung ist entscheidend, da sie den Grundstein für deinen Erfolg legt. In diesem Kapitel werden wir die wichtigsten Schritte und Überlegungen durchgehen, die dir helfen werden, die ersten Tage erfolgreich zu meistern und deinen Körper an die neue Ernährungsweise zu gewöhnen.

Tag 1-2: Der Startschuss

Der Beginn der Carnivore Ernährung kann aufregend, aber auch herausfordernd sein. Hier sind einige Tipps, die dir helfen, die ersten Tage reibungslos zu gestalten:

- **Klare Ziele setzen:** Erinnere dich an die Ziele, die du in Kapitel 2 festgelegt hast, und halte sie dir stets vor Augen.

- **Einkaufsliste checken:** Stelle sicher, dass du alle benötigten Lebensmittel vorrätig hast. Fleisch, Fisch, Eier und gegebenenfalls einige Milchprodukte sollten immer griffbereit sein.

- **Einfach anfangen:** Wähle einfache Mahlzeiten, die leicht zuzubereiten sind. Steaks, Hühnchenbrust, Rührei und Speck sind gute Optionen für den Start.

Tag 3-4: Die ersten Anpassungen

In den ersten Tagen kann dein Körper auf die Ernährungsumstellung reagieren. Hier sind einige häufige Symptome und Tipps, wie du damit umgehen kannst:

- **Müdigkeit und Energiemangel:** Es ist normal, dass du dich anfangs etwas müde fühlst, da dein Körper sich an die neue Energiequelle gewöhnen muss. Achte darauf, genügend Wasser zu trinken und ausreichend zu schlafen.

- **Kopfschmerzen:** Diese können auftreten, wenn dein Körper beginnt, auf Fett als Hauptenergiequelle umzuschalten. Salz kann helfen, da es den Elektrolythaushalt unterstützt.

- **Verdauungsprobleme:** Veränderungen in der Verdauung sind häufig. Es kann hilfreich sein, Knochenbrühe oder fermentierte Lebensmittel wie Sauerkraut zu konsumieren, um die Verdauung zu unterstützen.

Durchfall: Ein häufiges Anfangssymptom

Ein sehr häufiges und unangenehmes Symptom in den ersten Tagen der Carnivore Ernährung ist Durchfall. Viele Menschen berichten von heftigen und plötzlichen Durchfällen, da sich der Verdauungstrakt an die neuen, ausschließlich tierischen Lebensmittel gewöhnen muss. Hier sind einige Tipps, wie du damit umgehen kannst:

- **Sei vorbereitet:** Es ist ratsam, die ersten Tage der Umstellung möglichst flexibel zu gestalten. Falls möglich, nimm dir ein paar Tage frei oder arbeite von zu Hause aus, damit du jederzeit schnell auf die Toilette gehen kannst.

- **Hydration:** Achte besonders darauf, viel Wasser zu trinken, um den Flüssigkeitsverlust durch den Durchfall auszugleichen.

- **Langsam einführen:** Manchmal kann es helfen, die Menge an Fett und Protein langsam zu steigern, um dem Körper Zeit zu geben, sich anzupassen.

- **Elektrolyte:** Durch den Durchfall können wichtige Elektrolyte verloren gehen. Ein Salzersatz oder Elektrolytgetränke können helfen, den Elektrolythaushalt zu stabilisieren. Aber auf zuckerhaltige Getränke verzichten!

Tag 5-7: Erste Erfolge und Durchhalten

Gegen Ende der ersten Woche solltest du bereits einige positive Effekte bemerken. Hier sind einige Dinge, auf die du achten solltest:

- **Energie und Klarheit:** Viele Menschen berichten von gesteigerter Energie und mentaler Klarheit nach den ersten Tagen.

- **Sättigungsgefühl:** Da die Carnivore Ernährung reich an Proteinen und Fetten ist, wirst du dich wahrscheinlich länger satt fühlen.

- **Gewichtsabnahme:** Erste Anzeichen von Gewichtsverlust können sichtbar werden, was deine Motivation weiter steigern kann.

Praktische Tipps für die erste Woche

- **Mahlzeitenplanung:** Plane deine Mahlzeiten im Voraus, um Versuchungen zu vermeiden und sicherzustellen, dass du immer eine passende Mahlzeit zur Hand hast.

- **Hydration:** Trinke viel Wasser und achte darauf, genügend Salz zu dir zu nehmen, um den Elektrolythaushalt zu unterstützen.

- **Geduld:** Gib deinem Körper Zeit, sich anzupassen. Jeder reagiert unterschiedlich, und es ist wichtig, geduldig zu sein und auf die Signale deines Körpers zu hören.

Die erste Woche der Carnivore Ernährung ist eine Zeit der Anpassung und des Lernens. Es ist wichtig, motiviert und positiv zu bleiben, auch wenn es Herausforderungen gibt. Denke daran, dass jede Veränderung Zeit braucht und dass du auf dem richtigen Weg bist, um deine Ziele zu erreichen.

Woche 2 – Gewöhnung und erste Erfolge

Nachdem du die erste Woche der Carnivore Ernährung erfolgreich gemeistert hast, beginnt nun die Phase der Gewöhnung. In dieser Woche wirst du bemerken, dass sich dein Körper weiter anpasst und erste positive Effekte sichtbar werden. Dieses Kapitel hilft dir, durch die zweite Woche zu navigieren und deinen Fortschritt zu maximieren.

Tag 8-10: Anpassung und Routine

In der zweiten Woche solltest du beginnen, eine Routine zu entwickeln, die dir hilft, die Carnivore Ernährung nahtlos in deinen Alltag zu integrieren.

- **Mahlzeitenrhythmus:** Finde heraus, welche Mahlzeitenfrequenz für dich am besten funktioniert. Manche Menschen bevorzugen drei größere Mahlzeiten, während andere besser mit mehreren kleinen Mahlzeiten zurechtkommen.

- **Vielfalt in der Ernährung:** Experimentiere mit verschiedenen Fleischsorten und Zubereitungsmethoden, um Abwechslung in deinen Speiseplan zu bringen. Probiere z.B. Lamm, Rind, Schwein und Geflügel in unterschiedlichen Formen.

- **Kontinuierliche Hydration:** Denke daran, weiterhin ausreichend Wasser zu trinken und deinen Elektrolythaushalt im Auge zu behalten.

Tag 11-14: Erste Erfolge und Motivation

In der Mitte der zweiten Woche werden sich viele positive Veränderungen bemerkbar machen:

- **Verbesserte Energielevels:** Deine Energie sollte sich stabilisiert haben, und du wirst dich wahrscheinlich wacher und fokussierter fühlen.
- **Besserer Schlaf:** Viele Menschen berichten von einem besseren Schlaf, da sich der Körper an die neue Ernährungsweise gewöhnt hat.
- **Gewichtsverlust:** Wenn Gewichtsabnahme eines deiner Ziele ist, wirst du wahrscheinlich die ersten Erfolge sehen. Dies kann sehr motivierend sein und dich dazu anspornen, weiterzumachen.

Umgang mit Herausforderungen

Trotz der positiven Veränderungen kann es auch in der zweiten Woche zu Herausforderungen kommen. Hier sind einige Tipps, wie du damit umgehen kannst:

- **Soziale Situationen:** Essen gehen oder Einladungen zu Mahlzeiten können schwierig sein. Bereite dich vor, indem du vorher nach den verfügbaren Optionen fragst oder deine eigenen Mahlzeiten mitbringst.
- **Heißhungerattacken:** Wenn du Heißhunger auf bestimmte Lebensmittel verspürst, versuche, diese durch erlaubte Snacks wie Jerky oder hartgekochte Eier zu ersetzen. Manchmal hilft es auch,

eine Mahlzeit mit mehr Fett zu essen, um das Verlangen zu stillen.

- **Psychische Anpassung:** Es kann eine Weile dauern, bis du dich mental an die neue Ernährungsweise gewöhnt hast. Denke daran, warum du diese Ernährung gewählt hast, und erinnere dich an deine Ziele.

Praktische Tipps für die zweite Woche

- **Planung:** Plane deine Mahlzeiten im Voraus und stelle sicher, dass du immer genügend Vorräte hast, um Versuchungen zu vermeiden.

- **Bewegung:** Integriere leichte Bewegung oder Sport in deinen Alltag, um deinen Stoffwechsel zu unterstützen und dich fit zu halten.

- **Austausch:** Tritt einer Online-Community bei oder finde einen Partner, der die Carnivore Ernährung ebenfalls ausprobiert. Der Austausch von Erfahrungen und Tipps kann sehr hilfreich sein.

Die zweite Woche der Carnivore Ernährung ist eine Phase der Gewöhnung und der ersten Erfolge. Es ist wichtig, motiviert zu bleiben und auf die positiven Veränderungen zu achten, die du bereits bemerkst. Jede Anpassung braucht Zeit, und du bist auf dem besten Weg, deine Ernährungsziele zu erreichen.

*„Wenn du erwähnst, daß du dich jetzt Carnivore ernährst, machen sich alle Sorgen um deine Gesundheit.
Aber wenn du erzählst, daß du gerade eine Woche auf Malle gesoffen hast und deinem Körper damit massiv geschadet hast, bekommst du neidische Blicke!"*

— Jonas Wächter

Woche 3 – Herausforderungen und Durchhalten

In der dritten Woche der Carnivore Ernährung wirst du möglicherweise auf neue Herausforderungen stoßen, aber auch die Vorteile werden sich weiter manifestieren. Dieses Kapitel bietet dir Strategien, um durchzuhalten und weiterhin Fortschritte zu erzielen.

Tag 15-17: Neue Herausforderungen

Während du dich weiter an die Carnivore Ernährung gewöhnst, können einige Herausforderungen auftreten:

- **Monotonie:** Es kann langweilig werden, ständig die gleichen Lebensmittel zu essen. Probiere verschiedene Zubereitungsmethoden und würze dein Fleisch, um Abwechslung zu schaffen.

- **Soziale Akzeptanz:** Du könntest auf Unverständnis oder Kritik von Freunden und Familie stoßen. Erkläre ruhig und sachlich, warum du diese Ernährungsweise gewählt hast, und bitte um Verständnis.

- **Körperliche Anpassungen:** Dein Körper kann immer

noch Anpassungen vornehmen. Es kann zu gelegentlichen Energieeinbrüchen oder Heißhungerattacken kommen. Bleibe geduldig und erinnere dich an deine Ziele.

Tag 18-21: Durchhalten und positive Veränderungen

In der zweiten Hälfte der dritten Woche wirst du weitere positive Veränderungen bemerken:

- **Stabile Energie:** Deine Energielevels sollten sich weiter stabilisieren, und du wirst dich insgesamt wacher und konzentrierter fühlen.

- **Bessere Verdauung:** Deine Verdauung wird sich weiter anpassen, und du solltest weniger Verdauungsprobleme haben.

- **Verbesserter Schlaf:** Ein weiterer Vorteil kann ein tieferer und erholsamerer Schlaf sein.

Tipps zum Durchhalten

Um motiviert zu bleiben und die dritte Woche erfolgreich zu meistern, sind hier einige Tipps:

- **Varianz in den Mahlzeiten:** Experimentiere mit verschiedenen Fleischsorten wie Wild, Lamm oder Innereien, um Abwechslung zu schaffen.

- **Rezepte ausprobieren:** Probiere neue Rezepte aus, die auf der Carnivore Ernährung basieren. Es gibt viele kreative Möglichkeiten, Fleisch und tierische Produkte zuzubereiten.

- **Erfolge feiern:** Notiere deine Fortschritte und feiere kleine Erfolge. Das kann dir helfen, motiviert zu bleiben und weiterhin dran zu bleiben.

Soziale Situationen meistern

Soziale Events und Essen in Gesellschaft können herausfordernd sein, aber mit der richtigen Vorbereitung kannst du sie erfolgreich meistern:

- **Vorbereitung:** Informiere dich im Voraus über die Menüoptionen und entscheide, was du essen kannst. Oft gibt es einfache Fleischgerichte oder du kannst darum bitten, dein Essen ohne zusätzliche Saucen oder Beilagen zu servieren.

- **Ehrlichkeit:** Sei offen über deine Ernährungsweise und erkläre, warum du sie gewählt hast. Viele Menschen werden Verständnis haben, wenn du deine Gründe ruhig und sachlich darlegst.

- **Eigenes Essen mitbringen:** Wenn du zu Hause eingeladen bist, biete an, dein eigenes Essen mitzubringen. So stellst du sicher, dass du etwas essen kannst, das deiner Ernährungsweise entspricht.

Die dritte Woche der Carnivore Ernährung ist eine Phase, in der du dich weiter an die neue Ernährungsweise gewöhnst und neue Herausforderungen meisterst. Es ist wichtig, motiviert und flexibel zu bleiben und sich auf die positiven Veränderungen zu konzentrieren. Mit den richtigen Strategien wirst du auch diese Woche erfolgreich meistern und weiterhin Fortschritte erzielen.

„When you cut out all the carbs, and you cut out, particularly bread and pasta which is really for me the culprit, I avoided all the crash, and I never felt sleepy, and my energy level was completely sustained all throughout the day."

— Joe Rogan

Woche 4 – Stabilisierung und langfristige Planung

Die vierte Woche der Carnivore Ernährung markiert den Übergang von der Anpassungsphase zur Stabilisierung. In diesem Kapitel konzentrieren wir uns darauf, wie du die positiven Veränderungen aufrechterhalten und eine langfristige Strategie entwickeln kannst, um deinen Erfolg fortzusetzen.

Tag 22-24: Stabilisierung

In dieser Phase sollte sich dein Körper weitgehend an die Carnivore Ernährung gewöhnt haben. Du wirst feststellen, dass viele der anfänglichen Herausforderungen überwunden sind und sich dein allgemeines Wohlbefinden stabilisiert hat.

- **Konstante Energie:** Deine Energielevels sollten nun konstant hoch sein, und du wirst dich wahrscheinlich den ganzen Tag über wacher und aktiver fühlen.

- **Verbesserte Gesundheit:** Viele Menschen berichten von einer verbesserten Haut, einem besseren Schlaf und einer stabileren Stimmung. Achte darauf, diese positiven Veränderungen zu beobachten und zu dokumentieren.

- **Stabiler Gewichtsverlust:** Wenn Gewichtsabnahme eines deiner Ziele war, solltest du weiterhin Fortschritte sehen. Ein stabiles und gesundes Tempo ist hier wichtig.

Tag 25-28: Langfristige Planung

Nachdem du nun die ersten vier Wochen erfolgreich gemeistert hast, ist es an der Zeit, eine langfristige Strategie zu entwickeln. Hier sind einige Überlegungen und Tipps, wie du die Carnivore Ernährung nachhaltig in deinen Lebensstil integrieren kannst:

- **Langfristige Ziele:** Setze dir langfristige Ziele und überprüfe regelmäßig deinen Fortschritt. Ob es um Gesundheit, Fitness oder andere Aspekte deines Lebens geht, klare Ziele helfen dir, motiviert zu bleiben.

- **Ernährungsvarianten:** Überlege, ob du die Carnivore Ernährung streng beibehalten möchtest oder ob du gelegentlich andere Lebensmittel einführen willst. Manche Menschen finden es hilfreich, sich eine „80/20-Regel" zu setzen, bei der sie zu 80% Carnivore bleiben und zu 20% andere Lebensmittel konsumieren.

- **Fortlaufende Bildung:** Informiere dich weiterhin über die neuesten Erkenntnisse und Erfahrungen mit der Carnivore Ernährung. Literatur, Online-Communities und Fachartikel können dir wertvolle Informationen liefern.

Umgang mit Rückschlägen

Auch wenn du bereits große Fortschritte gemacht hast, kann es zu Rückschlägen kommen. Hier sind einige Strategien, um damit umzugehen:

- **Selbstmitgefühl:** Sei geduldig und mitfühlend mit dir selbst.

Rückschläge sind normal und ein Teil des Lernprozesses.

- **Analyse:** Überlege, was den Rückschlag verursacht hat, und plane, wie du in Zukunft damit umgehen kannst. War es eine soziale Situation, Stress oder etwas anderes?
- **Wieder auf den richtigen Weg kommen:** Nimm dir vor, nach einem Rückschlag sofort wieder zur Carnivore Ernährung zurückzukehren und deine Fortschritte fortzusetzen.

Praktische Tipps für die langfristige Planung

- **Mahlzeitenplanung:** Plane weiterhin deine Mahlzeiten im Voraus und halte dich an deinen Einkaufsplan. Dies hilft dir, Versuchungen zu vermeiden und sicherzustellen, dass du immer etwas zu essen hast, das deiner Ernährungsweise entspricht.
- **Regelmäßige Reflexion:** Nimm dir regelmäßig Zeit, um über deine Fortschritte nachzudenken und deine Ziele zu überprüfen. Dies hilft dir, motiviert zu bleiben und eventuelle Anpassungen vorzunehmen.
- **Austausch:** Bleibe mit anderen in Kontakt, die die Carnivore Ernährung verfolgen. Der Austausch von Erfahrungen und Tipps kann sehr motivierend sein und dir helfen, neue Ideen zu entwickeln.

Die vierte Woche der Carnivore Ernährung markiert den Übergang zur Stabilisierung und langfristigen Planung. Es ist wichtig, auf die positiven Veränderungen zu achten und eine Strategie zu entwickeln, die dir hilft, deinen Erfolg langfristig aufrechtzuerhalten. Mit der richtigen Einstellung und Planung wirst du die Carnivore Ernährung erfolgreich in deinen Lebensstil integrieren können.

Woche 5 – Vertiefung der Routine

In der fünften Woche der Carnivore Ernährung geht es darum, die Routine weiter zu festigen und tiefer in die spezifischen Vorteile und Anpassungen einzutauchen, die diese Ernährungsweise mit sich bringt.

Tag 29-31: Stärkung der Ernährungsgewohnheiten

- **Feste Mahlzeitenzeiten:** Stelle sicher, dass du feste Zeiten für deine Mahlzeiten hast. Dies hilft deinem Körper, sich an die neue Routine zu gewöhnen und verbessert die Verdauung.

- **Erweiterung der Rezeptauswahl:** Experimentiere mit neuen Rezepten und Zubereitungsmethoden, um Abwechslung in deinen Speiseplan zu bringen.

- **Einkaufsplanung:** Plane deinen Einkauf im Voraus, um sicherzustellen, dass du immer genügend Vorräte hast.

Tag 32-35: Spezifische Anpassungen

- **Sport und Bewegung:** Integriere regelmäßig leichte bis moderate körperliche Aktivitäten in deinen Alltag. Dies unterstützt nicht nur die Gewichtsabnahme, sondern fördert auch das allgemeine Wohlbefinden.

- **Schlafqualität:** Achte darauf, genügend Schlaf zu bekommen. Eine ausreichende Schlafqualität ist wichtig für die Regeneration und das Wohlbefinden.

- **Hydration:** Erhöhe deine Flüssigkeitszufuhr, besonders wenn du körperlich aktiv bist. Trinke Wasser und ergänze deine Elektrolyte.

Tag 36-38: Unterstützungssysteme

- **Familie und Freunde:** Binde deine Familie und Freunde in deine Ernährungsweise ein. Teile Rezepte und Mahlzeiten mit ihnen, um ihre Unterstützung zu gewinnen.

- **Online-Communities:** Tritt weiterhin Online-Foren und sozialen Gruppen bei, um Erfahrungen auszutauschen und motiviert zu bleiben.

- **Mentoren:** Suche dir einen Mentor oder Coach, der Erfahrung mit der Carnivore Ernährung hat und dir bei Fragen und Herausforderungen helfen kann.

Die fünfte Woche dient dazu, deine neuen Ernährungsgewohnheiten weiter zu festigen und zu vertiefen. Achte darauf, regelmäßig zu reflektieren und Anpassungen vorzunehmen, um langfristig erfolgreich zu sein.

Woche 6 – Vertiefung und Anpassungen

In der sechsten Woche der Carnivore Ernährung wirst du weiterhin die Vorteile spüren und lernen, wie du die Ernährungsweise langfristig in deinen Alltag integrieren kannst.

Tag 39-41: Vertiefung der Ernährungsgewohnheiten

- **Bewusste Ernährung:** Achte bewusst auf deine Mahlzeiten und genieße jeden Bissen. Dies kann helfen, ein gesundes Verhältnis zum Essen zu entwickeln.

- **Neue Fleischsorten:** Probiere neue Fleischsorten und Zubereitungsmethoden aus, um Abwechslung in deinen Speiseplan zu bringen.

Tag 42-45: Langfristige Anpassungen

- **Bluttests:** Lasse regelmäßig Bluttests durchführen, um sicherzustellen, dass du alle notwendigen Nährstoffe erhältst und deine Gesundheit optimal bleibt.

- **Ernährungsberatung:** Konsultiere einen Ernährungsberater, um deine Fortschritte zu überwachen und gegebenenfalls Anpassungen vorzunehmen.

Tag 46-49: Erfolge feiern

- **Meilensteine:** Feiere kleine und große Erfolge. Dies kann dich motivieren, langfristig bei der Carnivore Ernährung zu bleiben.

- **Motivation:** Suche nach neuen Motivationsquellen, um weiterhin engagiert zu bleiben. Dies können Bücher, Podcasts oder Geschichten von anderen Menschen sein, die die Carnivore Ernährung erfolgreich praktizieren.

Die sechste Woche dient dazu, deine Ernährungsgewohnheiten weiter zu vertiefen und langfristige Anpassungen vorzunehmen. Achte darauf, regelmäßig deine Gesundheit zu überprüfen und bleibe motiviert.

Woche 7 – Langfristige Stabilität

In der siebten Woche der Carnivore Ernährung geht es darum, eine langfristige Stabilität zu erreichen und die Vorteile dieser Ernährungsweise weiter zu genießen.

Tag 50-52: Langfristige Planung

- **Ernährungsplan:** Erstelle einen langfristigen Ernährungsplan, der auf deinen individuellen Bedürfnissen und Zielen basiert.
- **Vorratshaltung:** Achte darauf, immer genügend Vorräte zu haben, um Versuchungen zu vermeiden.

Tag 53-56: Soziale Integration

- **Gemeinsame Mahlzeiten:** Integriere deine Ernährungsweise in soziale Situationen. Teile Mahlzeiten mit Familie und Freunden und erkläre ihnen die Vorteile der Carnivore Ernährung.
- **Reisen und Essen unterwegs:** Plane im Voraus, wie du deine Ernährung auf Reisen und unterwegs beibehalten kannst.

Tag 57-59: Kontinuierliche Verbesserung

- **Reflexion:** Reflektiere regelmäßig über deine Fortschritte und Herausforderungen. Notiere dir, was gut funktioniert hat und was du verbessern möchtest.

- **Anpassungen:** Sei bereit, Anpassungen an deiner Ernährung vorzunehmen, wenn du feststellst, dass etwas nicht funktioniert.

Die siebte Woche dient dazu, eine langfristige Stabilität zu erreichen und die Carnivore Ernährung fest in deinen Alltag zu integrieren. Achte darauf, regelmäßig zu reflektieren und Anpassungen vorzunehmen, um langfristig erfolgreich zu sein.

Woche 8 – Abschluss und Langfristige Integration

In der achten Woche der Carnivore Ernährung geht es darum, die Ernährungsweise endgültig in deinen Alltag zu integrieren und die langfristigen Vorteile zu genießen.

Tag 60-62: Abschluss der acht Wochen

- **Reflexion:** Denke über die letzten acht Wochen nach und notiere dir, welche positiven Veränderungen du erlebt hast.
- **Erfolge feiern:** Feiere deine Erfolge und belohne dich für deine harte Arbeit und Disziplin.

Tag 63-66: Langfristige Integration

- **Langfristige Ziele:** Setze dir langfristige Ziele und überprüfe regelmäßig deinen Fortschritt.
- **Anpassungen:** Sei flexibel und bereit, Anpassungen an deiner Ernährung vorzunehmen, wenn du feststellst, dass etwas nicht

funktioniert.

Tag 67-70: Kontinuierliche Unterstützung

- **Unterstützungssysteme:** Halte deine Unterstützungsnetzwerke aufrecht und suche weiterhin den Austausch mit Gleichgesinnten.

- **Gesundheitsüberwachung:** Lasse regelmäßig deine Gesundheit überprüfen, um sicherzustellen, dass du alle notwendigen Nährstoffe erhältst.

Die achte Woche dient dazu, die Carnivore Ernährung endgültig in deinen Alltag zu integrieren und die langfristigen Vorteile zu genießen. Achte darauf, regelmäßig deine Gesundheit zu überprüfen und bleibe motiviert.

Rezeptideen und Mahlzeitenpläne für die ersten 8 Wochen

Eine der wichtigsten Komponenten, um die Carnivore Ernährung erfolgreich umzusetzen, sind die Mahlzeiten und Rezepte. In diesem Kapitel bieten wir dir eine Auswahl an einfachen und leckeren Rezepten sowie einen Mahlzeitenplan für die ersten vier Wochen, um dir den Einstieg zu erleichtern.

Woche 1: Einfache und schnelle Rezepte

Frühstück: Rührei mit Speck

- Zutaten: 3 Eier, 3 Scheiben Speck, Salz, Pfeffer
- Zubereitung: Speck in einer Pfanne knusprig braten. Eier in einer Schüssel verquirlen, mit Salz und Pfeffer würzen. Die Eier in die Pfanne geben und unter Rühren stocken lassen. Mit Speck servieren.

Mittagessen: Hühnerbrust gegrillt

- Zutaten: 1 Hühnerbrustfilet, Salz, Pfeffer, Olivenöl

- Zubereitung: Hühnerbrust mit Salz und Pfeffer würzen, mit Olivenöl einreiben und auf dem Grill oder in der Pfanne braten, bis sie durchgegart ist.

Abendessen: Rindersteak

- Zutaten: 1 Rindersteak (z.B. Ribeye), Salz, Pfeffer, Butter
- Zubereitung: Steak mit Salz und Pfeffer würzen. In einer heißen Pfanne mit Butter braten, bis es die gewünschte Garstufe erreicht hat.

Woche 2: Mehr Vielfalt und neue Geschmacksrichtungen

Frühstück: Omelett mit Käse

- Zutaten: 3 Eier, 50g Käse (z.B. Cheddar), Salz, Pfeffer, Butter
- Zubereitung: Eier in einer Schüssel verquirlen, mit Salz und Pfeffer würzen. Butter in einer Pfanne schmelzen, Eier hinzugeben und stocken lassen. Käse darüberstreuen und das Omelett zusammenklappen.

Mittagessen: Lachsfilet gebraten

- Zutaten: 1 Lachsfilet, Salz, Pfeffer, Zitronensaft
- Zubereitung: Lachsfilet mit Salz, Pfeffer und Zitronensaft würzen. In einer Pfanne auf der Hautseite knusprig braten, dann wenden und fertig garen.

Abendessen: Schweinekoteletts

- Zutaten: 2 Schweinekoteletts, Salz, Pfeffer, Knoblauchpulver
- Zubereitung: Schweinekoteletts mit Salz, Pfeffer und Knoblauchpulver würzen. In einer Pfanne mit etwas Öl braten, bis sie durchgegart sind.

Woche 3: Einführung von Innereien und Knochenbrühe

Frühstück: Leber mit Speck

- Zutaten: 200g Rinderleber, 3 Scheiben Speck, Salz, Pfeffer
- Zubereitung: Speck in einer Pfanne knusprig braten, herausnehmen. Leber in Scheiben schneiden, mit Salz und Pfeffer würzen und im Speckfett braten.

Mittagessen: Knochenbrühe

- Zutaten: Rinderknochen, Wasser, Salz
- Zubereitung: Knochen in einem großen Topf mit Wasser bedecken, Salz hinzufügen und mehrere Stunden köcheln lassen. Brühe durch ein Sieb gießen und heiß servieren.

Abendessen: Hackfleischbällchen

- Zutaten: 500g Rinderhackfleisch, 1 Ei, Salz, Pfeffer, Zwiebelpulver
- Zubereitung: Hackfleisch mit Ei, Salz, Pfeffer und Zwiebelpulver vermischen. Kleine Bällchen formen und in einer Pfanne braten, bis sie durchgegart sind.

Woche 4: Etablierung und Genuss

Frühstück: Scrambled Eggs mit Lachs

- Zutaten: 3 Eier, 100g Räucherlachs, Salz, Pfeffer, Butter
- Zubereitung: Eier verquirlen, mit Salz und Pfeffer würzen. Butter in einer Pfanne schmelzen, Eier hinzugeben und unter Rühren stocken lassen. Lachs in Streifen schneiden und unterheben.

Mittagessen: Gegrillte Hähnchenschenkel

- Zutaten: 2 Hähnchenschenkel, Salz, Pfeffer, Paprikapulver
- Zubereitung: Hähnchenschenkel mit Salz, Pfeffer und Paprikapulver würzen. Auf dem Grill oder im Ofen garen, bis sie knusprig sind.

Abendessen: Lammlachse

- Zutaten: 2 Lammlachse, Salz, Pfeffer, Rosmarin
- Zubereitung: Lammlachse mit Salz, Pfeffer und Rosmarin würzen. In einer Pfanne mit etwas Öl braten, bis sie die gewünschte Garstufe erreicht haben.

Woche 5: Neue Geschmackserlebnisse

Frühstück: Eier und Avocado

- Zutaten: 3 Eier, 1 Avocado, Salz, Pfeffer, Butter
- Zubereitung: Eier in einer Pfanne mit Butter braten. Avocado halbieren, entkernen und das Fruchtfleisch herauslöffeln. Eier mit Avocado servieren, mit Salz und Pfeffer würzen.

Mittagessen: Gegrilltes Lammkotelett

- Zutaten: 2 Lammkoteletts, Rosmarin, Knoblauch, Salz, Pfeffer, Olivenöl
- Zubereitung: Lammkoteletts mit Salz, Pfeffer, Rosmarin und gehacktem Knoblauch würzen. Mit Olivenöl einreiben und auf dem Grill oder in der Pfanne braten.

Abendessen: Hähnchenleber mit Zwiebeln

- Zutaten: 200g Hähnchenleber, 1 Zwiebel, Butter, Salz, Pfeffer

- Zubereitung: Zwiebel in Ringe schneiden und in Butter anbraten. Hähnchenleber hinzufügen und mit Salz und Pfeffer würzen. Braten, bis die Leber durchgegart ist.

Woche 6: Einfache und nahrhafte Mahlzeiten

Frühstück: Rührei mit Käse und Schinken

- Zutaten: 3 Eier, 50g Käse, 50g Schinken, Salz, Pfeffer, Butter
- Zubereitung: Eier verquirlen, Käse reiben und Schinken würfeln. Butter in einer Pfanne schmelzen, Eier hinzugeben und stocken lassen. Käse und Schinken hinzufügen und verrühren.

Mittagessen: Gebratener Fisch

- Zutaten: 1 Fischfilet (z.B. Kabeljau), Salz, Pfeffer, Zitronensaft, Butter
- Zubereitung: Fischfilet mit Salz, Pfeffer und Zitronensaft würzen. In Butter braten, bis der Fisch gar ist.

Abendessen: Schweinerippchen

- Zutaten: 500g Schweinerippchen, Salz, Pfeffer, Paprikapulver, Knoblauchpulver
- Zubereitung: Rippchen mit Gewürzen einreiben und im Ofen bei 180°C etwa 1,5 Stunden backen.

Woche 7: Vielfalt und Genuss

Frühstück: Rindfleischfrikadellen

- Zutaten: 300g Rinderhackfleisch, 1 Ei, Salz, Pfeffer, Zwiebelpulver
- Zubereitung: Hackfleisch mit Ei und Gewürzen vermischen. Kleine

Frikadellen formen und in der Pfanne braten.

Mittagessen: Gegrillte Hähnchenspieße

- Zutaten: 200g Hähnchenbrust, Paprika, Zwiebel, Salz, Pfeffer, Olivenöl
- Zubereitung: Hähnchenbrust und Gemüse würfeln, auf Spieße stecken und mit Gewürzen und Olivenöl einreiben. Auf dem Grill garen.

Abendessen: Kalbsleber mit Apfel

- Zutaten: 200g Kalbsleber, 1 Apfel, Butter, Salz, Pfeffer
- Zubereitung: Apfel in Scheiben schneiden und in Butter anbraten. Kalbsleber hinzufügen und mit Salz und Pfeffer würzen. Braten, bis die Leber durch ist.

Woche 8: Abschluss und Genuss

Frühstück: Speck und Eier

- Zutaten: 3 Eier, 4 Scheiben Speck, Salz, Pfeffer
- Zubereitung: Speck in einer Pfanne knusprig braten. Eier in der gleichen Pfanne braten und mit Salz und Pfeffer würzen.

Mittagessen: Lammkeule im Ofen

- Zutaten: 1 kleine Lammkeule, Rosmarin, Knoblauch, Salz, Pfeffer, Olivenöl
- Zubereitung: Lammkeule mit Gewürzen und Olivenöl einreiben. Im Ofen bei 180°C etwa 2 Stunden garen.

Abendessen: Entenbrust

- Zutaten: 1 Entenbrust, Salz, Pfeffer, Orangensaft

- Zubereitung: Entenbrust mit Salz und Pfeffer würzen, in der Pfanne auf der Hautseite anbraten, bis sie knusprig ist. Mit Orangensaft ablöschen und im Ofen fertig garen.

Diese einfachen und schmackhaften Rezepte sollen dir den Einstieg in die Carnivore Ernährung erleichtern. Indem du planst und verschiedene Zubereitungsarten ausprobierst, kannst du Abwechslung in deinen Speiseplan bringen und die Ernährung langfristig genießen.

Kochtechniken und Tipps für die Fleischzubereitung

Kochtechniken

Braten

- **Technik:** Erhitze eine Pfanne bei mittlerer bis hoher Hitze und füge etwas Öl oder Butter hinzu. Brate das Fleisch auf beiden Seiten, bis es die gewünschte Bräunung erreicht hat.

- **Tipp:** Um das Fleisch saftig zu halten, wende es nicht zu oft und lasse es nach dem Braten einige Minuten ruhen.

Grillen

- **Technik:** Heize den Grill vor und lege das Fleisch direkt auf den Rost. Wende das Fleisch nur einmal, um Grillstreifen zu erzeugen.

- **Tipp:** Verwende einen Deckel, um die Hitze gleichmäßig zu verteilen und das Fleisch durchzugaren.

Sous-Vide

- **Technik:** Vakuumiere das Fleisch und gare es in einem Wasserbad bei konstanter Temperatur über einen längeren Zeitraum. Diese Methode ermöglicht eine präzise Garung.
- **Tipp:** Brate das Fleisch nach dem Sous-Vide-Garen kurz an, um eine knusprige Kruste zu erzeugen.

Backen

- **Technik:** Lege das Fleisch in eine Auflaufform und backe es im vorgeheizten Ofen bei der gewünschten Temperatur. Diese Methode eignet sich besonders für größere Fleischstücke.
- **Tipp:** Verwende einen Bratenthermometer, um die Kerntemperatur zu überprüfen und eine Übergarung zu vermeiden.

Räuchern

- **Technik:** Verwende einen Räucherofen oder Grill mit Deckel, um das Fleisch langsam bei niedriger Temperatur zu garen. Das Fleisch wird durch den Rauchgeschmack verfeinert.
- **Tipp:** Wähle Holzchips wie Hickory oder Mesquite, um dem Fleisch einen einzigartigen Geschmack zu verleihen.

Tipps für das perfekte Steak

Wahl des Fleisches

- **Qualität:** Wähle hochwertiges Fleisch von grasgefütterten Tieren, um den besten Geschmack und Nährstoffgehalt zu erzielen.
- **Schnitt:** Ribeye, Filet und T-Bone sind beliebte Schnitte für ein saftiges Steak.

Würzen

- **Grundwürzung:** Salz und Pfeffer sind oft ausreichend, um den natürlichen Geschmack des Fleisches zu betonen.

- **Marinade:** Marinaden können verwendet werden, um zusätzliche Aromen hinzuzufügen, sollten aber nicht zu lange einwirken, um das Fleisch nicht zu überwürzen.

Garstufen

- **Rare:** 50-52°C

- **Medium Rare:** 55-57°C

- **Medium:** 60-63°C

- **Well Done:** 70°C und höher

Braten und Schmoren

Braten

- **Niedrigtemperaturbraten:** Garen bei niedriger Temperatur (ca. 80-100°C) für eine gleichmäßige Garung und zartes Fleisch.

- **Hochtemperaturbraten:** Starten bei hoher Temperatur (ca. 200°C) für eine knusprige Kruste und dann bei niedriger Temperatur weitergaren.

Schmoren

- **Technik:** Schmoren ist ideal für zäheres Fleisch. Das Fleisch wird zunächst angebraten und dann in Flüssigkeit bei niedriger Temperatur über einen längeren Zeitraum gegart.

- **Tipp:** Verwende Brühe, Wein oder Bier als Flüssigkeit, um dem Fleisch zusätzlichen Geschmack zu verleihen.

Grillen

Direktes Grillen

- **Technik:** Grillen bei hoher Hitze direkt über der Flamme. Ideal für dünne Fleischstücke.

- **Tipp:** Halte den Grill geschlossen, um die Hitze zu halten und das Fleisch gleichmäßig zu garen.

Indirektes Grillen

- **Technik:** Das Fleisch wird neben der Flamme gegart, nicht direkt darüber. Ideal für größere Stücke, die länger brauchen.

- **Tipp:** Verwende einen Deckel, um die Hitze zu zirkulieren und das Fleisch schonend zu garen.

Die Zubereitung von Fleisch bietet viele Möglichkeiten, je nach Geschmack und gewünschtem Ergebnis. Mit den richtigen Techniken und ein paar hilfreichen Tipps kannst du köstliche und perfekt gegarte Fleischgerichte zubereiten.

NÄHRSTOFFPROFILE UND MAKRONÄHRSTOFFE

Nährstoffprofile

Rindfleisch

- **Vitamine:** Rindfleisch ist reich an B-Vitaminen wie B12, B6 und Niacin. Diese Vitamine sind wichtig für den Energiestoffwechsel, die Nervenfunktion und die Bildung roter Blutkörperchen.

- **Mineralien:** Rindfleisch enthält wichtige Mineralien wie Eisen, Zink und Selen. Eisen ist entscheidend für den Sauerstofftransport im Blut, Zink unterstützt das Immunsystem und Selen wirkt als Antioxidans.

- **Makronährstoffe:** Rindfleisch ist eine ausgezeichnete Quelle für hochwertiges Protein und gesunde Fette. Es enthält alle essentiellen Aminosäuren, die der Körper benötigt.

Schweinefleisch

- **Vitamine:** Schweinefleisch liefert eine gute Menge an B-Vitaminen, insbesondere Thiamin (B1), das für den Kohlenhydratstoffwechsel und die Nervenfunktion wichtig ist.

- **Mineralien:** Schweinefleisch ist reich an Phosphor, Magnesium und Kalium, die für die Knochengesundheit und die Muskelfunktion wichtig sind.

- **Makronährstoffe:** Schweinefleisch enthält sowohl Protein als auch Fett, wobei der Fettgehalt je nach Schnitt variiert. Magerere Stücke wie Schweinefilet sind proteinreicher, während fettreichere Stücke wie Bauchfleisch mehr Energie liefern.

Geflügel

- **Vitamine:** Geflügel, insbesondere Huhn, ist eine gute Quelle für B-Vitamine, einschließlich B6 und B3. Diese Vitamine unterstützen den Energiestoffwechsel und die Herzgesundheit.

- **Mineralien:** Geflügel enthält Phosphor und Selen. Phosphor ist wichtig für die Knochen- und Zahngesundheit, während Selen als Antioxidans wirkt.

- **Makronährstoffe:** Geflügel ist eine ausgezeichnete Proteinquelle mit einem geringeren Fettgehalt, besonders wenn es ohne Haut verzehrt wird. Es bietet alle essentiellen Aminosäuren.

Bedeutung von Proteinen und Fetten

Proteine

- **Rolle:** Proteine sind die Bausteine des Körpers und spielen eine Schlüsselrolle beim Aufbau und der Reparatur von Geweben, der Hormonproduktion und der Immunfunktion.

- **Vorteile:** Eine proteinreiche Ernährung kann den Muskelaufbau fördern, die Sättigung erhöhen und den Stoffwechsel ankurbeln.

Fette

- **Rolle:** Fette sind eine wichtige Energiequelle und spielen eine wesentliche Rolle bei der Absorption fettlöslicher Vitamine (A, D, E, K) und der Hormonproduktion.

- **Vorteile:** Gesunde Fette, wie sie in Fleisch und Fisch vorkommen, können die Herzgesundheit unterstützen und Entzündungen reduzieren.

Mikronährstoffe

Wichtige Mikronährstoffe

- **Vitamine:** B-Vitamine (B12, B6, Niacin), Vitamin D
- **Mineralien:** Eisen, Zink, Selen, Phosphor, Magnesium, Kalium

Quellen und Bedeutung

- **B-Vitamine:** Unterstützen den Energiestoffwechsel und die Nervenfunktion. Hauptquellen sind Fleisch und Fisch.
- **Vitamin D:** Wichtig für die Knochengesundheit und das Immunsystem. Kann durch den Verzehr von fettem Fisch und Innereien aufgenommen werden.
- **Eisen:** Entscheidend für den Sauerstofftransport im Blut. Rotes Fleisch und Leber sind hervorragende Quellen.
- **Zink:** Unterstützt das Immunsystem und die Wundheilung. Hauptquellen sind Fleisch, Meeresfrüchte und Milchprodukte.
- **Selen:** Wirkt als Antioxidans und unterstützt die Schilddrüsenfunktion. Hauptquellen sind Fleisch, Fisch und Nüsse.

Eine ausgewogene Carnivore Ernährung, die verschiedene Fleischsorten und Innereien umfasst, kann alle notwendigen Makro- und Mikronährstoffe liefern. Es ist wichtig, auf die Vielfalt und Qualität der Lebensmittel zu achten, um eine optimale Nährstoffaufnahme zu gewährleisten.

Carnivore Ernährung für verschiedene Altersgruppen

Kinder

Ernährungsbedürfnisse von Kindern

- **Wachstum und Entwicklung:** Kinder benötigen eine ausgewogene Ernährung, um gesund zu wachsen und sich zu entwickeln. Eine ausreichende Zufuhr von Proteinen und Fetten ist entscheidend.

- **Nährstoffdichte:** Fleisch ist eine ausgezeichnete Quelle für essentielle Nährstoffe wie Eisen, Zink und B-Vitamine, die für das Wachstum und die kognitive Entwicklung wichtig sind.

Empfehlungen

- **Vielfalt:** Biete eine Vielzahl von Fleischsorten an, um sicherzustellen, dass alle notwendigen Nährstoffe abgedeckt sind.

- **Beobachtung:** Achte auf die Reaktionen deines Kindes und passe die Ernährung bei Bedarf an. Konsultiere regelmäßig einen

Kinderarzt oder Ernährungsberater.

Erwachsene

Ernährungsbedürfnisse von Erwachsenen

- **Erhaltung der Gesundheit:** Eine proteinreiche Ernährung unterstützt den Muskelaufbau und die Erhaltung der Muskelmasse, insbesondere bei körperlich aktiven Personen.
- **Energiebedarf:** Erwachsene benötigen ausreichend Energie, um ihren täglichen Aktivitäten nachzugehen. Fleisch liefert hochwertige Proteine und Fette, die den Energiebedarf decken.

Empfehlungen

- **Ausgewogenheit:** Stelle sicher, dass deine Ernährung ausgewogen ist und alle essentiellen Nährstoffe enthält.
- **Langfristige Planung:** Entwickle einen langfristigen Ernährungsplan, der deinen individuellen Bedürfnissen und Zielen entspricht.

Ältere Menschen

Ernährungsbedürfnisse von älteren Menschen

- **Erhaltung der Muskelmasse:** Mit zunehmendem Alter nimmt die Muskelmasse ab. Eine ausreichende Proteinaufnahme kann helfen, den Muskelabbau zu verlangsamen.
- **Knochengesundheit:** Fleisch ist eine gute Quelle für Nährstoffe wie Kalzium und Vitamin D, die für die Knochengesundheit wichtig sind.

Empfehlungen

- **Einfache Zubereitung:** Achte darauf, dass die Mahlzeiten leicht zuzubereiten und zu kauen sind.

- **Medizinische Überwachung:** Konsultiere regelmäßig einen Arzt, um sicherzustellen, dass keine Nährstoffmängel auftreten und passe die Ernährung bei Bedarf an.

Besondere Überlegungen und Empfehlungen

Individuelle Anpassungen

- **Allergien und Unverträglichkeiten:** Berücksichtige individuelle Unverträglichkeiten und Allergien und passe die Ernährung entsprechend an.

- **Konsultation von Fachleuten:** Konsultiere regelmäßig einen Arzt oder Ernährungsberater, um sicherzustellen, dass alle notwendigen Nährstoffe abgedeckt sind und um eventuelle Anpassungen vorzunehmen.

Ernährungsvielfalt

- **Vielfalt der Fleischsorten:** Integriere verschiedene Fleischsorten und Innereien, um eine breite Palette von Nährstoffen zu erhalten.

- **Ergänzende Nährstoffe:** In einigen Fällen kann es notwendig sein, bestimmte Nährstoffe zu ergänzen, um Mängel zu vermeiden.

Die Carnivore Ernährung kann für verschiedene Altersgruppen angepasst werden, um deren spezifischen Ernährungsbedürfnissen gerecht zu werden. Es ist wichtig, auf die individuellen Bedürfnisse zu achten und regelmäßig medizinische Überwachung in Anspruch zu nehmen, um eine optimale Gesundheit zu gewährleisten.

Tipps und Tricks für den Erfolg

Um die Carnivore Ernährung erfolgreich umzusetzen und langfristig dabei zu bleiben, können einige Tipps und Tricks sehr hilfreich sein. In diesem Kapitel teilen wir bewährte Strategien und Ratschläge, die dir helfen, deine Ziele zu erreichen und potenzielle Herausforderungen zu meistern.

1. Achte auf hochwertige Lebensmittel

- **Qualität vor Quantität:** Investiere in hochwertiges Fleisch von grasgefütterten Tieren und Wildfangfisch. Diese Produkte sind nährstoffreicher und enthalten weniger schädliche Zusatzstoffe.

- **Regionale und saisonale Produkte:** Unterstütze lokale Bauern und Metzger, die nachhaltige Praktiken anwenden. Saisonale Produkte sind oft frischer und schmecken besser.

2. Plane deine Mahlzeiten

- **Wochenplanung:** Plane deine Mahlzeiten für die Woche im Voraus. Das hilft dir, Zeit zu sparen und spontane, ungesunde Entscheidungen zu vermeiden.

- **Einkaufsliste:** Erstelle eine detaillierte Einkaufsliste, um sicherzustellen, dass du alle benötigten Lebensmittel vorrätig hast.

3. Hydration und Elektrolyte

- **Viel trinken:** Achte darauf, genügend Wasser zu trinken, um hydratisiert zu bleiben. Dies ist besonders wichtig, da die Carnivore Ernährung entwässernd wirken kann.
- **Salz und Elektrolyte:** Achte darauf, genügend Salz und Elektrolyte zu dir zu nehmen, da diese durch die erhöhte Proteinaufnahme schneller ausgeschieden werden können.

4. Variiere deine Ernährung

- **Verschiedene Fleischsorten:** Experimentiere mit verschiedenen Fleischsorten wie Rind, Schwein, Lamm, Geflügel und Wild. Jede Sorte bietet unterschiedliche Nährstoffe und Geschmackserlebnisse.
- **Innereien und Knochenbrühe:** Integriere Innereien wie Leber und Herz sowie Knochenbrühe in deine Ernährung. Diese sind reich an wichtigen Vitaminen und Mineralstoffen.

5. Hör auf deinen Körper

- **Achtsamkeit:** Achte auf die Signale deines Körpers und passe deine Ernährung entsprechend an. Jeder Mensch reagiert unterschiedlich, und es ist wichtig, auf deine individuellen Bedürfnisse zu hören.
- **Portionsgrößen:** Iss, bis du satt bist, und zwinge dich nicht, mehr zu essen, als dein Körper benötigt. Die Carnivore Ernährung fördert ein natürliches Sättigungsgefühl.

6. Unterstützungsnetzwerk

- **Community:** Schließe dich einer Online-Community oder einer lokalen Gruppe an, die sich ebenfalls für die Carnivore Ernährung interessiert. Der Austausch mit Gleichgesinnten kann sehr motivierend und unterstützend sein.

- **Familie und Freunde:** Informiere deine Familie und Freunde über deine Ernährungsweise und bitte sie um Unterstützung und Verständnis.

7. Umgang mit Herausforderungen

- **Soziale Events:** Plane im Voraus, wie du mit sozialen Situationen umgehen wirst. Informiere dich über die Menüoptionen oder bringe dein eigenes Essen mit.

- **Stressmanagement:** Finde Wege, um Stress zu bewältigen, da dieser sich negativ auf deine Ernährungsweise auswirken kann. Meditation, Bewegung und ausreichend Schlaf sind hilfreiche Strategien.

8. Bleib flexibel und geduldig

- **Anpassungen vornehmen:** Sei bereit, Anpassungen an deiner Ernährung vorzunehmen, wenn du feststellst, dass etwas nicht funktioniert. Es kann einige Zeit dauern, bis du die für dich optimale Ernährungsweise gefunden hast.

- **Geduld haben:** Veränderungen brauchen Zeit. Sei geduldig mit dir selbst und gib deinem Körper die Zeit, die er braucht, um sich anzupassen.

Die Carnivore Ernährung kann eine Herausforderung sein, aber mit den richtigen Strategien und dem nötigen Wissen kannst du erfolgreich und langfristig dabei bleiben. Achte auf hochwertige Lebensmittel, plane im Voraus, höre auf deinen Körper und suche Unterstützung, um deine Ziele zu erreichen.

Vegetarier und Veganer zur Carnivore Ernährung

Herausforderungen beim Wechsel

Physische Anpassungen

- **Verdauungsprobleme:** Der Wechsel von einer pflanzenbasierten zu einer fleischbasierten Ernährung kann Verdauungsprobleme wie Blähungen oder Durchfall verursachen, da sich der Körper an die neuen Nahrungsmittel gewöhnen muss.

- **Nährstoffmängel:** Menschen, die lange Zeit vegan oder vegetarisch gelebt haben, könnten anfangs Schwierigkeiten haben, alle notwendigen Nährstoffe zu erhalten.

Psychische Anpassungen

- **Mentale Hürden:** Der Verzehr von Fleisch kann für Menschen, die lange Zeit auf tierische Produkte verzichtet haben, eine mentale Herausforderung darstellen.

- **Ethik und Überzeugungen:** Der Übergang kann auch ethische und moralische Bedenken aufwerfen, insbesondere für Menschen, die aus Überzeugung vegan oder vegetarisch gelebt haben.

Übergangsstrategien

Schrittweiser Einstieg

- **Langsame Einführung:** Beginne mit kleinen Mengen Fleisch und steigere die Menge allmählich. Dies kann dem Verdauungssystem helfen, sich anzupassen.

- **Wähle leicht verdauliches Fleisch:** Beginne mit leichter verdaulichem Fleisch wie Geflügel oder Fisch, bevor du zu rotem Fleisch übergehst.

Ergänzende Nährstoffe

- **Vitamin B12:** Ergänze Vitamin B12, wenn du von einer veganen Ernährung umstellst, da dieses Vitamin hauptsächlich in tierischen Produkten vorkommt.

- **Eisen und Zink:** Achte darauf, dass du genügend Eisen und Zink erhältst, die in höheren Mengen in Fleisch vorkommen.

Mentale Vorbereitung

- **Achtsamkeit:** Nimm dir Zeit, dich mental auf den Übergang vorzubereiten. Denke über deine Gründe für die Umstellung nach und konzentriere dich auf die gesundheitlichen Vorteile.

- **Unterstützung:** Suche Unterstützung von Gleichgesinnten oder Gruppen, die ähnliche Erfahrungen gemacht haben.

Tipps zur Anpassung

Ernährungsvielfalt

- **Verschiedene Fleischsorten:** Integriere verschiedene Fleischsorten und Zubereitungsarten, um die Ernährung abwechslungsreich zu gestalten.

- **Innereien und Knochenbrühe:** Diese sind reich an Nährstoffen und können helfen, eventuelle Nährstoffmängel auszugleichen.

Praktische Tipps

- **Kochtechniken:** Lerne einfache und schmackhafte Kochtechniken, um Fleischgerichte zuzubereiten.

- **Rezepte:** Nutze Rezepte, die speziell für Anfänger der Carnivore Ernährung geeignet sind.

Der Übergang von einer veganen oder vegetarischen zu einer carnivoren Ernährung kann herausfordernd sein, ist aber mit der richtigen Vorbereitung und Unterstützung machbar. Ein langsamer und bewusster Einstieg kann helfen, den Körper und den Geist an die neue Ernährungsweise zu gewöhnen.

Umweltaspekte der Carnivore Ernährung

Ökologische Aspekte

Ressourcenverbrauch

- **Wasserverbrauch:** Die Fleischproduktion benötigt eine erhebliche Menge an Wasser, besonders für die Aufzucht und Fütterung der Tiere.

- **Landnutzung:** Viehzucht beansprucht große Landflächen, die für Weideflächen und den Anbau von Futtermitteln genutzt werden.

Treibhausgasemissionen

- **Methanemissionen:** Wiederkäuer wie Rinder produzieren Methan, ein starkes Treibhausgas, das zur globalen Erwärmung beiträgt.

- **CO2-Fußabdruck:** Die Fleischproduktion hat einen höheren CO2-Fußabdruck im Vergleich zu pflanzlichen Lebensmitteln.

Nachhaltigkeit

Nachhaltige Fleischproduktion

- **Grasgefütterte Tiere:** Der Verzehr von Fleisch aus grasgefütterter und biologischer Viehhaltung kann umweltfreundlicher sein, da diese Praktiken oft weniger intensiv sind und die Bodengesundheit fördern.

- **Regenerative Landwirtschaft:** Diese Anbaumethoden zielen darauf ab, die Bodenfruchtbarkeit zu verbessern, Kohlenstoff zu speichern und die Biodiversität zu fördern.

Lokale und saisonale Produkte

- **Lokale Produktion:** Der Kauf von lokal produziertem Fleisch kann den CO2-Fußabdruck reduzieren, da weniger Transportwege notwendig sind.

- **Saisonale Verfügbarkeit:** Der Konsum von saisonalen Produkten kann ebenfalls zur Nachhaltigkeit beitragen.

Ethische Aspekte

Tierschutz

- **Artgerechte Haltung:** Achte darauf, Fleisch von Tieren zu kaufen, die artgerecht gehalten wurden. Dies beinhaltet Zugang zu Weideflächen, artgerechte Fütterung und humane Schlachtmethoden.

- **Transparenz:** Informiere dich über die Herkunft deines Fleisches und unterstütze Betriebe, die transparente und ethische Praktiken anwenden.

Jagd und Wildfleisch

- **Nachhaltige Jagd:** Der Verzehr von Wildfleisch aus nachhaltiger Jagd kann eine umweltfreundliche Alternative zur konventionellen Fleischproduktion sein.

- **Vorteile von Wildfleisch:** Wildfleisch ist oft nährstoffreicher und enthält weniger schädliche Zusatzstoffe als konventionell gezüchtetes Fleisch.

Die Carnivore Ernährung kann nachhaltiger und ethisch verantwortlicher gestaltet werden, indem man auf die Qualität und Herkunft des Fleisches achtet. Der Verzehr von lokal produziertem, grasgefüttertem Fleisch und die Unterstützung von regenerativer Landwirtschaft können dazu beitragen, die ökologischen und ethischen Auswirkungen zu minimieren.

Psychologische Aspekte der Ernährungsumstellung

Die Bedeutung der mentalen Vorbereitung

Veränderung der Essgewohnheiten

- **Mentale Gewohnheiten:** Unsere Essgewohnheiten sind oft tief in unserem Unterbewusstsein verankert. Der Wechsel zu einer neuen Ernährungsweise wie der Carnivore Ernährung erfordert eine bewusste Veränderung dieser Muster.

- **Achtsamkeitstraining:** Praktiziere Achtsamkeit, um dir deiner Essgewohnheiten bewusst zu werden und sie gezielt zu verändern.

Visualisierung und Zielsetzung

- **Visualisierung:** Stelle dir vor, wie du dich nach erfolgreicher Umstellung fühlst. Diese Technik kann helfen, die Motivation hoch zu halten.

- **Zielsetzung:** Setze dir klare und erreichbare Ziele, sowohl kurzfristig als auch langfristig. Dies hilft, Fortschritte zu messen und motiviert zu bleiben.

Emotionale Herausforderungen

Umgang mit Heißhungerattacken

- **Ablenkungstechniken:** Finde Aktivitäten, die dich ablenken, wenn Heißhungerattacken auftreten, wie Spazierengehen, Lesen oder ein Hobby ausüben.

- **Emotionales Essen:** Identifiziere emotionale Auslöser für das Essen und finde alternative Bewältigungsstrategien wie Meditation oder Gespräche mit Freunden.

Soziale Situationen meistern

- **Vorbereitung:** Plane im Voraus, wie du mit sozialen Situationen umgehen wirst, in denen Essen im Mittelpunkt steht. Bringe z.B. eigenes Essen mit oder informiere den Gastgeber über deine Ernährung.

- **Selbstbewusstsein:** Stehe zu deiner Entscheidung und sei selbstbewusst. Erkläre bei Bedarf ruhig und sachlich deine Ernährungsweise, ohne dich rechtfertigen zu müssen.

Aufbau von Resilienz

Stressmanagement

- **Entspannungstechniken:** Integriere Techniken wie Yoga, Meditation oder Atemübungen in deinen Alltag, um Stress abzubauen.

- **Zeit für dich selbst:** Nimm dir regelmäßig Zeit für dich selbst, um dich zu entspannen und zu regenerieren.

Selbstfürsorge

- **Körperliche Pflege:** Achte auf ausreichend Schlaf, regelmäßige Bewegung und Hydration.

- **Mentale Pflege:** Nutze positive Selbstgespräche und affirmiere deine Entscheidungen. Halte ein Tagebuch, um deine Fortschritte und Gefühle zu reflektieren.

Psychologische Unterstützung

Professionelle Hilfe

- **Therapeuten:** Ziehe in Betracht, einen Therapeuten zu konsultieren, der sich mit Ernährungsumstellungen und den damit verbundenen psychologischen Herausforderungen auskennt.

- **Coaches:** Ein Ernährungscoach kann dir helfen, einen individuell angepassten Plan zu entwickeln und dir während der Umstellung Unterstützung bieten.

Die Umstellung auf die Carnivore Ernährung erfordert nicht nur physische, sondern auch mentale Anpassungen. Eine bewusste Vorbereitung, emotionale Resilienz und der Einsatz von Stressbewältigungstechniken können helfen, diese Herausforderungen zu meistern und langfristig Erfolg zu haben.

Häufige Missverständnisse und Mythen

Missverständnis 1: Die Carnivore Ernährung führt zu Nährstoffmängeln

Mythos: Eine rein fleischbasierte Ernährung kann nicht alle notwendigen Nährstoffe liefern, was zu Mängeln führt.

Fakten:

- Fleisch, insbesondere Organfleisch, ist eine reichhaltige Quelle für viele essentielle Nährstoffe wie Eisen, Zink, B-Vitamine und Vitamin A.

- Durch den Verzehr einer Vielzahl von Fleischsorten und Innereien können die meisten Nährstoffbedürfnisse gedeckt werden.

- Einige Menschen können von der Ergänzung bestimmter Nährstoffe profitieren, insbesondere Vitamin D und Magnesium, abhängig von ihrer individuellen Ernährung und Lebensweise.

Missverständnis 2: Die Carnivore Ernährung ist schlecht für das Herz

Mythos: Der hohe Fleischkonsum, insbesondere von rotem Fleisch, erhöht das Risiko für Herzkrankheiten.

Fakten:

- Neue Forschungsergebnisse zeigen, dass gesättigte Fette und Cholesterin nicht die Hauptverursacher von Herzkrankheiten sind.
- Eine ausgewogene Carnivore Ernährung, die auch gesunde Fette wie Omega-3-Fettsäuren aus Fisch beinhaltet, kann das Herz-Kreislauf-System unterstützen.
- Es ist wichtig, auf die Qualität des Fleisches zu achten und Fleisch von grasgefütterten und nachhaltig aufgezogenen Tieren zu bevorzugen.

Missverständnis 3: Die Carnivore Ernährung ist eine kurzfristige Diät

Mythos: Die Carnivore Ernährung kann nur kurzfristig angewendet werden und ist nicht nachhaltig.

Fakten:

- Viele Menschen folgen der Carnivore Ernährung langfristig und berichten von positiven gesundheitlichen Veränderungen und einer nachhaltigen Verbesserung ihres Wohlbefindens.
- Eine langfristige Umsetzung erfordert eine sorgfältige Planung und regelmäßige Überwachung, um sicherzustellen, dass alle Nährstoffbedürfnisse erfüllt werden.
- Die Carnivore Ernährung kann individuell angepasst werden, um sie nachhaltig und praktikabel zu gestalten.

Missverständnis 4: Die Carnivore Ernährung führt zu Verstopfung

Mythos: Ohne Ballaststoffe aus pflanzlichen Lebensmitteln kommt es zwangsläufig zu Verdauungsproblemen und Verstopfung.

Fakten:

- Viele Menschen berichten von einer verbesserten Verdauung auf der Carnivore Ernährung, trotz fehlender Ballaststoffe.

- Die Ernährung reich an Proteinen und Fetten kann zu weichen Stühlen führen, da der Körper effizienter Nährstoffe aufnimmt und weniger Abfallprodukte produziert.

- Es ist wichtig, auf ausreichende Hydration zu achten und die Elektrolyte auszugleichen, um eine gesunde Verdauung zu unterstützen.

Missverständnis 5: Die Carnivore Ernährung ist zu teuer

Mythos: Fleisch ist teuer, und eine fleischbasierte Ernährung ist daher für viele Menschen unerschwinglich.

Fakten:

- Die Kosten der Carnivore Ernährung können variieren und hängen von der Auswahl der Fleischsorten und der Einkaufsquellen ab.

- Es ist möglich, kostengünstige Fleischsorten wie Hackfleisch, Hähnchen oder Innereien zu integrieren, um die Kosten zu senken.

- Der Verzicht auf verarbeitete Lebensmittel und Snacks kann ebenfalls zu Kosteneinsparungen führen.

Die Carnivore Ernährung ist von vielen Missverständnissen und Mythen umgeben. Durch fundierte Informationen und wissenschaftliche Erkenntnisse können viele dieser Vorurteile entkräftet werden. Es ist wichtig, sich gut zu informieren und die Ernährung individuell anzupassen, um die bestmöglichen Ergebnisse zu erzielen.

Wissenschaftliche Grundlagen und Studien zur Carnivore Ernährung

Wissenschaftliche Grundlagen

Evolutionäre Perspektive

- **Jäger und Sammler:** Unsere Vorfahren ernährten sich hauptsächlich von Fleisch und tierischen Produkten, was darauf hinweist, dass unser Körper an eine fleischbasierte Ernährung angepasst ist.

- **Nährstoffdichte:** Fleisch und tierische Produkte bieten eine hohe Nährstoffdichte, die für das Überleben und die Entwicklung des menschlichen Gehirns entscheidend war.

Biochemie und Physiologie

- **Ketose:** Eine Carnivore Ernährung kann den Körper in einen Zustand der Ketose versetzen, bei dem Fett anstelle von Kohlenhydraten als Hauptenergiequelle verwendet wird.

- **Insulinspiegel:** Der Verzicht auf Kohlenhydrate führt zu niedrigeren Insulinspiegeln, was zur Stabilisierung des Blutzuckers und zur Fettverbrennung beitragen kann.

Aktuelle Forschungsergebnisse

Studie 1: Carnivore Ernährung und Gewichtsverlust

- **Ergebnisse:** Diese Studie zeigte, dass Teilnehmer, die eine Carnivore Ernährung befolgten, signifikant mehr Gewicht verloren als diejenigen, die eine kohlenhydratreiche Diät befolgten.
- **Schlussfolgerung:** Die hohe Proteinzufuhr und der Verzicht auf verarbeitete Kohlenhydrate führten zu einer verbesserten Sättigung und einer reduzierten Kalorienaufnahme.

Studie 2: Auswirkungen auf die Herzgesundheit

- **Ergebnisse:** Die Studie untersuchte die Auswirkungen einer fleischbasierten Ernährung auf Cholesterin- und Triglyceridspiegel. Es wurde festgestellt, dass die Teilnehmer eine Erhöhung des HDL-Cholesterins und eine Reduktion der Triglyceridspiegel erlebten.
- **Schlussfolgerung:** Eine Carnivore Ernährung kann positive Effekte auf die Herzgesundheit haben, insbesondere durch die Reduktion von Entzündungsmarkern.

Studie 3: Entzündungsmarker und Autoimmunerkrankungen

- **Ergebnisse:** Diese Studie zeigte, dass Teilnehmer mit Autoimmunerkrankungen, die eine Carnivore Ernährung befolgten, eine Verringerung der Entzündungsmarker und eine Verbesserung der Symptome erfuhren.
- **Schlussfolgerung:** Die Eliminierung entzündungsfördernder Lebensmittel und die Fokussierung auf nährstoffreiche tierische

Produkte können entzündungshemmende Effekte haben.

Risiken und Bedenken

Langfristige Auswirkungen

- **Nährstoffmängel:** Es besteht das Risiko von Nährstoffmängeln, insbesondere von Vitamin C und Ballaststoffen. Es ist wichtig, eine Vielzahl von Fleischsorten und Innereien zu konsumieren und bei Bedarf Nahrungsergänzungsmittel zu verwenden.

- **Herzgesundheit:** Während einige Studien positive Effekte auf die Herzgesundheit zeigen, ist es wichtig, die individuelle Reaktion auf die Ernährung zu überwachen und regelmäßig ärztliche Kontrollen durchzuführen.

Soziale und psychologische Aspekte

- **Soziale Isolation:** Die spezialisierte Ernährungsweise kann zu sozialer Isolation führen, wenn das Umfeld die Ernährungswahl nicht unterstützt.

- **Mentale Gesundheit:** Die Umstellung auf eine fleischbasierte Ernährung kann mentale Herausforderungen mit sich bringen, die durch Unterstützung und Achtsamkeit gemildert werden können.

Die wissenschaftlichen Grundlagen und Studien zur Carnivore Ernährung zeigen sowohl vielversprechende Vorteile als auch potenzielle Risiken. Es ist wichtig, sich gut zu informieren und die Ernährung individuell anzupassen, um die besten Ergebnisse zu erzielen.

FAQ

Die Carnivore Ernährung wirft oft viele Fragen auf, besonders für diejenigen, die neu in dieser Ernährungsweise sind. In diesem Kapitel beantworten wir einige der häufigsten Fragen, um dir zu helfen, informierte Entscheidungen zu treffen und eventuelle Bedenken zu klären.

1. Ist die Carnivore Ernährung sicher?

Ja, die Carnivore Ernährung kann sicher sein, wenn sie richtig durchgeführt wird. Es ist wichtig, auf die Signale deines Körpers zu hören und sicherzustellen, dass du alle notwendigen Nährstoffe erhältst. Es wird empfohlen, vor Beginn der Diät einen Arzt oder Ernährungsberater zu konsultieren, besonders wenn du gesundheitliche Bedenken hast.

2. Wie bekomme ich genug Vitamine und Mineralstoffe?

Innereien wie Leber und Herz sind hervorragende Quellen für viele Vitamine und Mineralstoffe. Außerdem enthalten Fleisch, Fisch und Eier wichtige Nährstoffe. Einige Menschen ergänzen ihre Ernährung mit Knochenbrühe, um die Nährstoffaufnahme zu verbessern.

3. Kann ich abnehmen, wenn ich nur Fleisch esse?

Ja, viele Menschen berichten von erfolgreicher Gewichtsabnahme auf der Carnivore Ernährung. Die Diät ist reich an Proteinen und Fetten, die satt machen und den Appetit regulieren können. Es ist jedoch wichtig, auf die Portionsgrößen zu achten und sich nicht zu überessen.

4. Was ist mit Ballaststoffen? Brauche ich die nicht?

Die Rolle von Ballaststoffen ist in der Carnivore Community umstritten. Viele Befürworter der Carnivore Ernährung glauben, dass Ballaststoffe nicht notwendig sind, da sie in erster Linie in pflanzlichen Lebensmitteln vorkommen und der Körper sie nicht benötigt, wenn er sich ausschließlich von tierischen Produkten ernährt. Einige Menschen berichten von einer verbesserten Verdauung ohne Ballaststoffe.

5. Was mache ich, wenn ich Heißhunger auf Kohlenhydrate bekomme?

Heißhunger auf Kohlenhydrate kann in den ersten Wochen der Umstellung auftreten. Es hilft, fettreiche Mahlzeiten zu essen und genügend Proteine zu sich zu nehmen, um den Hunger zu stillen. Manchmal hilft es auch, eine kleine Menge Salz zu sich zu nehmen oder einen Kaffee ohne Zucker zu trinken.

6. Kann ich Kaffee oder Tee trinken?

Ja, die meisten Menschen in der Carnivore Community trinken Kaffee oder Tee. Es ist jedoch wichtig, diese Getränke ohne Zucker und Milch zu konsumieren. Manche Menschen bevorzugen es, auf koffeinfreie Varianten umzusteigen, um ihre Schlafqualität zu verbessern.

7. Was passiert, wenn ich aufhöre?

Wenn du entscheidest, die Carnivore Ernährung zu beenden, ist es wichtig, die Rückkehr zu einer gemischten Ernährung langsam und schrittweise anzugehen. Beginne mit leicht verdaulichen pflanzlichen Lebensmitteln und steigere die Vielfalt allmählich. Es kann hilfreich sein, auf die Reaktionen deines Körpers zu achten und entsprechend anzupassen.

8. Kann ich diese Ernährung langfristig beibehalten?

Viele Menschen folgen der Carnivore Ernährung langfristig und berichten von positiven gesundheitlichen Auswirkungen. Es ist wichtig, regelmäßig deine Gesundheit zu überwachen und sicherzustellen, dass du alle notwendigen Nährstoffe erhältst. Eine regelmäßige ärztliche Überprüfung kann helfen, mögliche Mängel frühzeitig zu erkennen und zu beheben.

9. Ist die Carnivore Ernährung für jeden geeignet?

Nicht unbedingt. Die Carnivore Ernährung ist eine sehr spezifische Ernährungsweise, die nicht für jeden geeignet sein kann. Menschen mit bestimmten gesundheitlichen Bedingungen oder Ernährungseinschränkungen sollten besonders vorsichtig sein und vor Beginn der Diät einen Arzt oder Ernährungsberater konsultieren.

10. Warum ist die Angst um erhöhtes Cholesterin längst überholt?

Die Angst vor erhöhtem Cholesterin und dessen Verbindung zu Herzkrankheiten ist ein weit verbreitetes Missverständnis. In den letzten Jahren hat die wissenschaftliche Forschung gezeigt, dass Cholesterin nicht der Hauptschuldige für Herzkrankheiten ist, wie früher angenommen. Hier sind einige Gründe, warum diese Angst überholt ist:

- Unterscheidung von Cholesterinarten: Es gibt "gutes" HDL-Cholesterin und "schlechtes" LDL-Cholesterin. Ein höherer HDL-Spiegel ist tatsächlich vorteilhaft für die Herzgesundheit.

- Cholesterin als lebenswichtiger Bestandteil: Cholesterin ist ein lebenswichtiger Bestandteil aller Zellmembranen und spielt eine wichtige Rolle bei der Hormonproduktion und dem Vitamin-D-Stoffwechsel.

- Mangelnde Korrelation: Studien haben gezeigt, dass die Korrelation zwischen Cholesterinspiegel und Herzkrankheiten weniger signifikant ist, als ursprünglich angenommen.

- Bedeutung der Triglyceride: Hohe Triglyceridspiegel und ein ungünstiges Verhältnis von Triglyceriden zu HDL sind bessere Indikatoren für Herzkrankheiten als der reine Cholesterinspiegel.

11. Was sind die langfristigen Auswirkungen der Carnivore Ernährung?

Die langfristigen Auswirkungen der Carnivore Ernährung können positiv sein, wenn sie richtig durchgeführt wird. Viele Menschen berichten von anhaltender Energie, Gewichtsabnahme, besserer Hautgesundheit und verbesserter mentaler Klarheit. Es ist jedoch wichtig, regelmäßig medizinische Untersuchungen durchzuführen, um sicherzustellen, dass keine Nährstoffmängel auftreten.

12. Wie gehe ich mit sozialen Herausforderungen um?

Soziale Herausforderungen können schwierig sein, aber mit ein wenig Planung und Kommunikation können sie gemeistert werden. Hier sind einige Tipps:

- Kommunikation: Erkläre Freunden und Familie ruhig und sachlich, warum du diese Ernährungsweise gewählt hast.
- Vorbereitung: Bringe dein eigenes Essen mit oder informiere dich im Voraus über die Menüoptionen in Restaurants.
- Selbstbewusstsein: Stehe zu deiner Entscheidung und sei nicht verunsichert durch die Meinungen anderer.

13. Kann ich diese Ernährungsweise während der Schwangerschaft oder Stillzeit beibehalten?

Die Carnivore Ernährung während der Schwangerschaft oder Stillzeit sollte nur unter ärztlicher Aufsicht erfolgen. Es ist wichtig, sicherzustellen, dass alle notwendigen Nährstoffe in ausreichender Menge vorhanden sind, um die Gesundheit von Mutter und Kind zu gewährleisten.

Konsultiere immer einen Arzt oder Ernährungsberater, bevor du größere Ernährungsumstellungen während dieser sensiblen Phasen vornimmst.

14. Wie beeinflusst die Carnivore Ernährung die sportliche Leistung?

Viele Menschen berichten von verbesserter sportlicher Leistung und kürzeren Erholungszeiten auf der Carnivore Ernährung. Die hohe Proteinzufuhr kann den Muskelaufbau unterstützen, während die Reduktion von entzündungsfördernden Lebensmitteln die Erholungszeit verkürzen kann. Es ist jedoch wichtig, auf die individuellen Bedürfnisse zu achten und die Ernährung entsprechend anzupassen.

Die Carnivore Ernährung kann viele Fragen aufwerfen, besonders für Anfänger. Es ist wichtig, gut informiert zu sein und die Ernährung an deine individuellen Bedürfnisse anzupassen. Durch die Beantwortung dieser häufigen Fragen hoffen wir, dir mehr Klarheit und Sicherheit auf deinem Weg zur Carnivore Ernährung zu geben.

Abschluss – Wie geht es weiter?

Du hast nun die ersten acht Wochen der Carnivore Ernährung erfolgreich hinter dich gebracht und viele wertvolle Erfahrungen gesammelt. In diesem abschließenden Kapitel wollen wir zusammenfassen, was du erreicht hast, und dir einige Ratschläge geben, wie du die Carnivore Ernährung langfristig in deinen Alltag integrieren kannst.

Reflexion und Erfolge

Es ist wichtig, regelmäßig zu reflektieren und deine Fortschritte zu dokumentieren. Denke über die folgenden Fragen nach:

- Was hat sich in den letzten acht Wochen verändert?
- Hast du dich körperlich und geistig besser gefühlt?
- Hast du Gewicht verloren oder andere gesundheitliche Verbesserungen bemerkt?
- Welche Herausforderungen hast du gemeistert?
- Welche Strategien haben dir geholfen, diese Herausforderungen zu überwinden?

- Welche positiven Veränderungen möchtest du beibehalten?

Langfristige Ziele setzen

Nun, da du die ersten Wochen gemeistert hast, ist es an der Zeit, langfristige Ziele zu setzen. Überlege, was du in den nächsten Monaten und Jahren erreichen möchtest:

- Gesundheitsziele: Möchtest du weiterhin Gewicht verlieren, Muskelmasse aufbauen oder bestimmte gesundheitliche Ziele erreichen?
- Ernährungsziele: Möchtest du weiterhin strikt Carnivore bleiben oder andere Lebensmittel gelegentlich integrieren?
- Lebensziele: Wie kann die Carnivore Ernährung dir helfen, deine allgemeinen Lebensziele zu erreichen?

Anpassungen und Flexibilität

Es ist wichtig, flexibel zu bleiben und deine Ernährung an deine individuellen Bedürfnisse anzupassen. Hier sind einige Tipps, wie du das erreichen kannst:

- Hör auf deinen Körper: Achte auf die Signale deines Körpers und passe deine Ernährung entsprechend an.
- Experimentiere: Probiere verschiedene Lebensmittel und Zubereitungsmethoden aus, um herauszufinden, was für dich am besten funktioniert.
- Bleib informiert: Halte dich über neue Erkenntnisse und Entwicklungen in der Ernährungswissenschaft auf dem Laufenden.

Unterstützung und Community

Eine starke Unterstützungsbasis kann dir helfen, langfristig motiviert zu bleiben:

- Familie und Freunde: Teile deine Erfolge und Herausforderungen mit deinen Liebsten und bitte sie um Unterstützung.

- Online-Communities: Tritt Online-Foren und sozialen Gruppen bei, die sich auf die Carnivore Ernährung spezialisiert haben. Der Austausch mit Gleichgesinnten kann sehr hilfreich sein.

Regelmäßige Überprüfungen

Es ist ratsam, regelmäßig deine Gesundheit überprüfen zu lassen, besonders wenn du langfristig eine spezielle Ernährungsweise wie die Carnivore Ernährung verfolgst. Konsultiere regelmäßig einen Arzt oder Ernährungsberater, um sicherzustellen, dass du alle notwendigen Nährstoffe erhältst und deine Gesundheit optimal bleibt.

Abschließende Gedanken

Die Carnivore Ernährung kann eine tiefgreifende Veränderung in deinem Leben bewirken. Indem du dich auf hochwertige Lebensmittel konzentrierst, gut planst und flexibel bleibst, kannst du viele gesundheitliche Vorteile erfahren. Denke daran, dass jede Reise individuell ist und dass es wichtig ist, auf deinen eigenen Körper zu hören.

Wir hoffen, dass dieser Leitfaden dir geholfen hat, die ersten acht Wochen der Carnivore Ernährung erfolgreich zu meistern und dass du die positiven Veränderungen langfristig in dein Leben integrieren kannst.

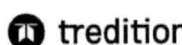 tredition

© 2024 Jonas Wächter

Druck und Distribution im Auftrag des Autors:
tredition GmbH, Heinz-Beusen-Stieg 5, 22926 Ahrensburg, Germany

Das Werk, einschließlich seiner Teile, ist urheberrechtlich geschützt. Für die Inhalte ist der Autor verantwortlich. Jede Verwertung ist ohne seine Zustimmung unzulässig. Die Publikation und Verbreitung erfolgen im Auftrag des Autors, zu erreichen unter: tredition GmbH, Abteilung "Impressumservice", Heinz-Beusen-Stieg 5, 22926 Ahrensburg, Deutschland.